健康水的研究

U0225164

健 康 的 水

HEALTHY WATER

（美）Martin Fox, Ph.D. 著

罗敏 周蓉 译

王占生 审

中国建筑工业出版社

著作权合同登记图字：01-2001-1860 号

图书在版编目(CIP)数据

健康的水：健康水的研究/(美)福克斯著；罗敏，周蓉译. —北京：
中国建筑工业出版社，2001.3（2025.2 重印）

ISBN 978-7-112-04616-4

I. 健… II. ①福… ②罗… ③周… III. 饮用水—卫生标准 Ⅳ. R123.1

中国版本图书馆 CIP 数据核字(2001)第 11775 号

责任编辑：俞辉群

健康的水

（美）Martin Fox 著　罗敏　周蓉译
王占生审
*
中国建筑工业出版社出版、发行(北京西郊百万庄)
各地新华书店、建筑书店经销
北京同文印刷有限责任公司印刷
*
开本：787×1092 毫米　1/32　印张：1⅛　字数：30 千字
2001 年 3 月第一版　　2025 年 2 月第二十二次印刷
定价：**6.00** 元
ISBN 978-7-112-04616-4
(44255)

《健康的水》中文版序

我感谢王占生教授有兴趣把《健康的水》翻译成中文，使中国人民与科学界能够读到这本小册子。

除非仅仅由于水是由氢和氧组成的，我们就认为所有的饮水都是一样的，否则我们会问这样一个明显的问题，"饮水中是否存在对人体有益和健康的物质呢？"《健康的水》基于大量的调查研究，给出了这个问题的答案。

如果把问题集中于去除有害污染物，认为去除了水中全部物质就是好水，这容易产生误导；有些水处理方法去除了水中的污染物和矿物质而产生"纯水"，这意味着纯水就是好水。对于健康而言，缺乏矿物质的饮水并不是最适宜的水。《健康的水》讨论的不仅是有害的元素，而且提供了饮水中有益矿物质的信息。

因为我的目的是为了促进研究，所以我希望中国的科学界能够开展自己的调查研究。在《健康的水》中讨论的一些有益的因素包括水的硬度（钙镁离子的总和）、溶解性总固体（水中矿物质的总和）和 pH 值。将来的研究主题会是电磁水、溶解氧和水中带电荷矿物质的影响。

我个人认为最后的一个建议带来一个承诺。你是否会想起这样的试验：在蒸馏水与盐水放入一个灯泡，并插入电极，结果发现脱盐水不会产生能量使灯泡发光，而加入矿物质则会使灯泡发光。

在我们人体内是否会产生这样类似的现象？当我们消耗含有适宜矿物质的水时是否会增强细胞传递与产生最大的能量？我们体内大部分是水–包括细胞内和细胞间的空间。当我们消耗含有有益矿物质的水时，将会导致细胞带电同时刺激细胞废物的排除。

更清楚的理解水中矿物质对细胞功能的影响，能够使我们更深入的理解最适宜的饮水是由什么物质组成的。我希望这是个许诺，然而我猜想一些结果将会加强和支持《健康的水》中的建议。

Martin Fox

2000 年 5 月

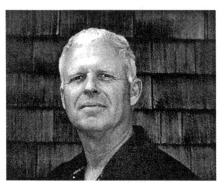

Martin Fox   Ph. D.

序

为保障人民健康，国家制定了饮用水水质卫生标准并颁布执行，但都以某元素（或化学物）不得超过一个限值为准，以保无害，却没有规定对健康有益的元素不得小于某值的标准，以保有益。诚然人们并不能从饮水中吸收到对人体健康必需量的有益元素，主要还应从食品、饮料中获得，但毕竟还是能从符合国家标准的市政供水中或多或少地得到一些人体必需的元素。

我国由于大多数饮用水水源受到污染，市政供水水质还不尽如人意，因此市场上充斥各种水的商品。目前对究竟喝什么水好、什么水有益于人体健康的问题引起了争论，众说纷纭，莫衷一是。

这本《健康的水》是美国马丁·福克斯博士所著《长寿需要健康的水》一书的主要内容。马丁·福克斯是一位环境研究员、营养学家、著名的水专家，15 年来一直是水研究的负责人。他内容详实的《长寿需要健康的水》一书被公认为是"这一领域最好的书"。马丁·福克斯博士在这本小册子中直截了当地指出健康的水的标准是：含有一定量的硬度（理想的是 170mg/L 左右），要有一定量的溶解性总固体（理想的是 300mg/L）和 pH 值偏碱性（在 7.0 以上）。他用翔实的资料进行了论证。该书是一本不可多得的专论水与健康问题的小册子。

我们热诚地向大家推荐这本书，希望有助于我们更全面、更科学地了解水与人的健康的关系。喝什么水对人健康有益的争论可能还会继续进行，相信经过科学界人士更多、更深入的研究，终将做出定论。

清华大学环境科学与工程系教授
中国水工业学会给水委员会副主任
兼给水深度处理研究会理事长
王占生
2001 年 2 月

罗敏，1972 年出生。1994 年毕业于南昌大学环境工程系。1994 年 9 月至今在清华大学环境科学与工程系攻读硕士、博士学位，主要从事膜技术在优质饮水与工业废水处理回用的应用研究，获专利两项。

周蓉，1969 年出生。1991 年毕业于同济大学环境工程学院。1994 年在清华大学环境科学与工程系攻读硕士学位，主要进行反渗透膜和纳滤膜净水技术研究。现在北京市城市规划设计研究院从事市政管线的规划设计和研究工作。

王占生，1933 年出生。1961 年获苏联副博士学位。现为清华大学环境科学与工程系教授、博士生导师、水工业学会给水委员会副主任兼给水深度处理研究会理事长和卫生部健康相关产品审评专家顾问组成员。主要从事污水回用、微污染水源饮用水处理、膜法水处理方面的研究，主编专著《微污染水源饮用水处理》（1999 年），获"纤维球"、"生物陶粒"与"节水型纳滤膜净水器"专利三项。

引　言

这本小册子简略地总结了《长寿需要健康的水》一书中的主要观点和研究成果。《长寿需要健康的水》讨论了饮用水中通常含有的有益和有害的物质。

虽然《健康的水》并不是一本关于水污染的书，但它鲜明、简洁地提醒大家水污染的现状。例如，根据两个主要环境机构（国家资源保护协会和环境工作组）最近提供的报告显示，5300万或大约 1/5 的美国人正在饮用被污染的水[29]。

《健康的水》可以让你知道我们饮用水中的有益和有害的物质，并且让你懂得怎样才能保护你的家人和你自己，使你们享有健康的生活。

水：必不可少的营养物

没有食物，我们可以存活几周，但是没有水，我们几天后就会脱水而死。人体的 2/3 以上是水，但大多数人并不懂得喝水的重要性。

水是人体中最多的成分，同时也是消化食物、传送养分至各个组织；排泄人体废物、体液（如血液和淋巴液）循环、润滑关节和各内脏器官（以保持它们湿润，使得物质能够通过细胞和血管）以及调节体温所必须的。**水是含有溶解性矿物质的血液系统的一部分，它如同溶解态的钙镁一样，为人体组织维持健康所需。**

大多数人都听说过、读过或体验过水的这些功能，但可笑的是我们大都遭受着脱水之害，我们只有感到口干时才认为需要足够的水，这种医学上的误解导致了广泛的、慢性的脱水，随之而来的许多健康问题。

最近由医学博士 Feereydoon Batmanghelidj 写的《人体对水的呼声》（《Your Body's Many Cries for Water》）一书，详细论述了被人遗忘的水的生理重要性和身体脱水的许多信号。

当水充足时，血液的粘度、关节的软骨组织、血液毛细管、消化系统、ATP（三磷酸腺苷）能量系统和脊柱都正常、有效地工作。但是，当水的消耗受到限制时，身体就会侵害一些部位以保护不同的组织和器官，这样会导致疼痛、组织损伤和各种各样的健康问题。

当摄入充足的水后，一些健康问题就能得到解决或减轻，比如气喘、过敏症、高血压、高胆固醇、头痛、偏头痛、背痛、风湿性关节炎、心绞痛和间隔性跛行（比如由于供血不足引起的抽筋）[56]。

随着年龄的增大，人们失去了口渴的感觉，渐渐有了慢性脱水症。这使我们常常混淆饥、渴两种感觉，不喝水却吃饭，反而增加了体重。

因此，最高的效能依赖于水这种必不可少的养分，我几年前曾读过这样一个故事，可以说明这一点。两支欧洲登山队进行比赛，一支队的物质条件远远要比另一支好，却没有赢。随后这支沮丧的输队开始仔细研究另一队的每步行动，发现唯一特别之处是他们在爬了许多分钟之后，每个队员都喝水。这种喝水的习惯导致了胜利，在不缺少必要的能量时，充分饮水是取胜的关键所在。

饮用淡水的生理作用与饮用饮料诸如果汁、苏打、咖啡和茶中所含水的生理作用不同。实际上，某些饮料如咖啡和茶，含有脱水的成分（咖啡因和茶碱），这些成分会刺激中枢神经系统，同时对肾脏产生强烈的利尿作用。

我们的身体每天至少需要 6～8 杯水（每杯水 0.23L，译者注），记住：酒、果汁、苏打、咖啡和茶不能算作是水。Batmanghekidj 博士建议饭前半小时喝一杯水，饭后半小时至两小时再喝一杯，宴席前或上床前再多喝一杯。作为一个试验，你可以记录一下平常三天中你所喝下的水量，你会感到吃惊。我们中许多人会认为我们喝下的水远多于我们实际需要的。实际上人们通常发现最多只有 3～4 杯，这远少于需要的 6～8 杯，你自己可以试试看。

口渴应当随时用水来满足，我们越注意身体对水的恒定需求，我们就会越健康。口干是极度脱水的最后外在信号，而这可通过遵从上述建议来避免。许多药物治疗实际上使身体脱水，而导致更严重的问题。

牢记：人体大约由 25%的固体物质和 75%的水组成，脑组织大约含有 85%的水，血液大约含有 90%的水。

水—普通的、经适当过滤的水—是一种被忽略却又是必不可少的营养物质，它可能是使你更健康、更有活力、更长寿所需要的而却丢失的成分。

水和心脏病

多年来，许多研究都揭示了饮水和心血管病死亡率的关系，研究表明硬度和总溶解性固体是两个有益的因素，它们都与较低的心脏病死亡率相关联。硬度是指水中钙和镁的总量或 $CaCO_3$ 的量，$CaCO_3$ 越多，水越硬；$CaCO_3$ 越少，水越软。

最早关于饮水和心脏病关系的研究是由 Schroeder 在 1960 年开展的，在他的论文"心血管病死亡率和净化水供给的关系"中，分析了美国 163 个大城市的水质，化验了 21 种成分，并和心脏病相关联，他总结道："某种因素，或许存在于硬水中，或许未觉察或存在软水中，与较高的衰退性心血管病死亡率相关[41]。"

1979 年 Comstock 在总结了 50 项研究成果后，得出以下结论：**水的硬度与心血管病死亡率间的相关性是存在的。大量的研究统计表明这种相关性是很明显的，以至于不可能出现偶然或取样的错误**[15]。他还提出这种联系的原因在于某种基本元素的缺乏或某种有毒元素过多，当然这两种情况同时出现也是可能的。

在经过了 30 年研究后的今天，我们仍得到 Schroeder 当初的结论—喝软水要比喝硬水易得心血管病。

近年来已有些报告分析了饮水中的某种具体元素以及它们与心脏病可能有的关系。一位研究者研究了锌，另一位研究了铜，还有一位研究了硒等等。当你读这些报告时，你就会得到一种不一致且迷惑的印象。但是如果你看得广一些，如果你看到对硬度的研究，你就会得到十分一致的结果，也就是说水越硬，心脏病的死亡率越少。

在我们强调某些主要研究之前，先讨论一下 TDS（总溶解性固体）。TDS 是用来度量饮用水中所有矿物质的指标。TDS 不仅包括钙和镁（硬度因素），也包括锌、铜、铬、硒等。Sauer 分析了 92 个城市饮用水的 23 个指标特征（"水和死亡危险性的关系"），发现了喝含高 TDS 水的人们，死于心脏病、癌症和慢性病的机率比喝含低 TDS 水的要少些[40]。

一般水的硬度越高，其 TDS 也越高。虽然大多数关于心脏病的研究并不针对 TDS，而只针对硬度，但 TDS 这个因素仍被提出，或许还起重要作用。

如果我们越孤立地研究单个矿物质的作用，我们可能忽略了如硬度、TDS 与 pH 这些存在于水中的综合的、全面的有益要素。以往研究的不一致性的一个主要原因就是我们仅仅关注研究健康饮用水中的单个有益元素。

让我们看看一些主要研究。在英国，从 1969～1973 年英国区域性心脏病研究分析了 253 个城镇，他们发现软水地区心血管死亡数比硬水地区高 10%～15%，并提出最理想的硬度大约是 170mg/L[43]。

在美国，Greathouse 和 Osborne 研究了年龄在 25～74 岁、分布于 35 个不同地区的 4200 个成年人。他们发现了什么呢？仍旧是硬水地区心脏病死亡率低于软水地区[24]。在 Oak Ridge 国家实验室的一份报告中，提出硬水中的钙、镁能够降低心脏受冲击的危险，这项研究比较了 1400 多名威斯康星州的男性公民，他们喝的是自己农场的井水，结果是喝软水的农民患心脏病，而喝硬水的农民大部分不存在这方面的问题[55]。

有时，最好的试验是那些在自然状态下默默进行多年的试验，一些水研究揭示了相邻两个城镇的比较，其中一个城镇把原来的硬水处理成软水，这样做的后果是什么呢？是较高的心脏病死亡率。我们在英国的两个城镇 Scunthrope 和 Grimshy 也看到这一现象，这两个城镇原来都饮用硬度为 444mg/L 的水，其心脏病死亡率相同。当 Scunthrope 市把他们的水软化到 100mg/L，几年后心血管的发病率猛然上升，而 Grimshy 市仍保持原有的发病率[44]。这样的情况同样也发生在意大利的 Crevalcore 市和 Montegiorgio 市以及 Abruzzo

地区[29][38]。

美国科学院总结道：在美国，理想的饮用水能够使心血管死亡率减少 15%[31]。

当我们阅读这些研究报告后，可以总结出两点：首先，水的硬度和心脏病死亡率有明确的联系，我们应尽可能饮用硬度大约为 170mg/L 的水，这个标准在英国是理想的；其次，TDS 和心脏病死亡率间也有确定的关系，TDS 越高，心脏病发作率越少。饮水中适当含量的硬度与 TDS 是有益的，构成了健康饮水。

钠和高血压

近几年来，一些研究公开发表了饮用水中的钠及其对血压的影响。

许多研究者认为，减少盐的摄入有助于降低血压。虽然低盐食谱能明显防止高血压，但是除了钠以外，还有许多因素与高血压有关。吃含钾高的食物，多吃蔬菜，少吃肉都有助于降低或防止高血压。同时，摄入足够的钙、镁也有助于降低血压。氯化物（而非钠）被发现是使血压升高的一个关键因素，而盐是钠和氯的化合物。

许多专家普遍认为大部分人每天摄入 2～5g 盐是不会引起问题的。但是在西方国家，每天饮食要摄入 8～25g 盐。我们吃下的盐 90%来自食物，10%来自水。在此背景下，让我们看看有关钠、高血压和饮用水的研究。

一些研究报告表明饮用水中钠含量高将导致较高的血压[48][26]，但是大部分研究并不支持这个观点。在 Illinois、

Michigan、Iowa 和 Australia，并未发现高血压和高含钠量饮用水之间的相关性[4][25][21][33]。最近，美国国家环保局（EPA）将钠从 1989 年 6 月前要控制的 83 项指标中除去。

然而，关键问题是：有没有研究表明，钠含量高的饮用水和较高的死亡率有相关性呢？当我们提出这个问题，再看看所做的研究，会感到论据不足。

英国的鲁宾逊、威尔斯，美国的 Schroeder、Sauer、Greathouse 和 Osborne 都研究过这个问题，他们的调查中没有一个能表明饮用水含有较高的钠会导致较高的死亡率。事实上，这些研究的一部分还表明较高的钠含量会降低死亡率[39][41][40][24]。

软水装置如何呢？许多人用它制取洗衣用水和饮用水，这样好吗？这些水有利于健康吗？有些软化方法用钠来代替相当量的钙和镁，其他工艺不增加钠，但仍旧降低了水的硬度。

前面我们已经讨论过喝硬水的人的心脏病死亡率低于喝软水的人。软水是不利于健康的，这并不是因为钠的含量，而是由于水中缺少或只含有较低的钙和镁。如果你现在正使用软水器，你应接出一个支管专供你饮用，且支管上装上合适的过滤装置。

美国心脏协会（The American Heart Association）和世界卫生组织（The World Health Organization）最近建议饮用水中的钠含量推荐限值为 20mg/L。在美国，40%的饮用水钠含量超过 20mg/L。如果我们遵从这个建议，那么许多人都得购买含钠低的瓶装水或通过反渗透、蒸馏、去离子装置获得脱盐水。

但是，如果我们采用这些方法，我们就制取了一种低硬度、低 TDS 的软水，这样做的结果是制取了不健康的饮用水。

通常水中钠含量高，它的硬度和 TDS 也会高。较高含量的硬度和 TDS 可保护我们免受潜在有害物质的危害，也有利于降低心脏病和癌症的死亡率。如果我们想减少钠的摄入，应该转向我们的食物，因为我们摄入的钠 90%来自于所吃的食物。

水 和 癌 症

据估计，60%～80%的癌症是由环境因素引起的[20]。人们一致认为多数癌症是由于环境中的化学致癌物造成的，因而最终是可以防止的。有些研究表明化学致癌因素存在于地表水、地下水和自来水中，此外，THM's（三卤甲烷）会在饮用水的氯化处理中产生。

简单地说，直接或间接地排入水中的化学物质的数量是惊人的。自 1974 年以来，美国的饮用水供给系统中已检出有机和无机的饮用水污染物超过 2100 种。在 2100 种污染物中，有 190 种污染物被确认对健康有不利影响，具有致癌、致畸、致突变作用，或有毒性[16]。

即使是 EPA 饮用水标准，我们也不能确信从水龙头出来的饮用水中就不含有会削弱我们免疫系统或导致癌症的物质。许多致癌成分常常会潜伏 20～30 年才显示出来，我们每个人的新陈代谢功能不同，对致癌的反应也各不相同。Epstein 总结道：化学致癌物是没有阈限的。

饮用水中各种不同的致癌因素如氟化作用、氯化作用和石棉将稍后介绍。但是看到这，我们要了解一些吸引人的研究，那就是研究饮用水中那些真正有助于我们防止癌症的积极的物质，这方面的研究集中在 4 个因素：TDS、硬度、pH 和二氧化硅。

Buyton 和 Cornhill 分析了美国 100 个大城市的饮用水，发现如果饮用水有中等含量的 TDS（大约 300mg/L），属硬水、偏碱性（pH>7.0），并含有 15mg/L 的二氧化硅，那么癌症的死亡人数就会减少 10%～25%[12][13]。

Sauer 也发现了二氧化硅和癌症的相关性，也就是二氧化硅含量越高，患癌症的人越少。此外他也指出，当水是硬水时，癌症发病率就低。因此，饮用水中含有较高的 TDS 和硬度将会导致较低的心脏病和癌症的死亡率。

至于对二氧化硅的评论，通常如果研究者持续研究饮用水中某种具体元素以及它们与癌症的关系，我们就会看到互相矛盾的结果。

举个例子，一份来自纽约 Seneca 县的报告显示，饮用水中含有较高的硒会大大降低癌症发病率[28]。

当分析具体元素时，我们会发现相反的并且矛盾的结果，在研究心脏病时也出现过相同的情况，但是当我们注意水的综合因素如 TDS 和硬度时，我们就能得到一个确定的、富有意义的结论。

Burton 的研究表明，水的 pH 偏碱性是另一个降低癌症死亡率的关键性因素。很少有人研究并考察过 pH 对健康的正面影响或负面影响，但是他的论述提醒人们注意到 Schroeder 的一个发现，Schroeder 观察到偏碱性的水引起的心血管病少于偏酸性水。多年来人们一直认为软水是一种腐蚀性的水，它能溶解水管上象铅和镉之类的物质。

但是引起水产生腐蚀性是 pH，而不是软化度，因此碱性水不会使镀锌管或 PVC（聚氯乙烯）管上的重金属或化学物质溶解到水中。

从这些研究得到的正面结论是：饮用含大约 300mg/L TDS、有硬度、pH 偏碱性的水会降低癌症致死的危险性。

石棉和癌症

在饮用水系统中石棉正开始被注意，关于石棉吸入的研究是一个漫长的过程，需要证明环境中有害因子对我们健康的影响。Irving J. Selikoff 博士致力于证明职业性接触石棉与呼吸系统和消化系统癌症之间存在相关性。

Selikoff 的研究开始于 1924 年，他花费了数年时间才提出了令人信服的证据，证明接触石棉会引起较高的癌症发病率。事实上，他说："30 年来，实验室一直尝试着用石棉使动物体产生癌症，但没能做到。在 1963～1964 年我们终于学会了，现在每位病理学家都很容易做到，但 30 年中我们却未能做到[42]。"

花 30 年时间未能测出石棉对动物的致癌影响是令人不安的。许多关于某种物质是否对人体有害或多大剂量试验与后来的标准，都是建立于动物试验的基础上。很明显，动物的研究也许并不象我们希望的那样值得信赖。当用具有潜在危害的物质对动物进行试验时，一次只采用一种物质。而当我们喝水时，却可能同时喝下许多种化学物质。自 1974 年以来，在我们的饮用水中已被检出有毒有害的无机或有机物质就超过 2100 种，又有谁知道这些物质是否有协同作用呢？

Selikoff 发现大部分与石棉接触不到 20 年的工人，尽管他们几乎每天都和石棉纤维打交道，但 X 光检查显示是正常的。然而 20 年后，X 光检查显示有癌症发作的倾向，Selikoff 称这为环境疾病的 20～30 年规则。当我们真正开始正视许多化学物质的危害时，时间已过去了很久，一旦我们观察到其危害性，已经很严重了。

在此情况下，让我们看看关于饮用水中石棉纤维的研究。可能最著名的事件是发生在明尼苏达州的 Duluth 市，Reserve Mining 公司将铁燧石废弃物和石棉纤维排入了 Superior 湖[45]。

虽然癌症的发作率在 Duluth 和 Minneapolis 市是一样的，但是 Duluth 居民死于胃癌、小肠癌、胰癌、肠胃癌和肺癌的机率要高。记住，吸入石棉后，20～30 年才产生癌症，而我们开始认识到饮用水中石棉有致癌作用才不过 10～15 年的时间。

在艾奥瓦州 Iowa 市和加利福尼亚州旧金山市的研究也显示出相同的有害模式。另外，癌症的位置与石棉摄入体内后的位置一样[18][17]。

但愿我们不要等上 30 年才认识到使饮用水中不含石棉纤维，适当地过滤系统能够去除可能存在于我们饮用水中的石棉纤维。

加氯消毒法

我们饮用水中的氯对于动脉硬化症和癌症肿瘤的发展是否起着催化剂作用？在饮用水中加氯起源于 19 世纪 90 年代末，到 1920 年在美国被广泛接受。医学博士 Joseph Price 在

20世纪60年代末写了一本吸引人但也被忽视的书，名为《冠状动脉血栓症、胆固醇、氯》(Coronaries, Cholesterol, Chlorine)。Price博士认为引起动脉硬化的根本原因是氯。"没有什么能否定这个不容置疑的事实：氯是造成动脉硬化及与之相关的诸如心力衰竭和大部分常见猝发形式的基本原因。氯一般存在于被处理过的饮用水中[37]"。

这个结论是建立在用含氯饮用水喂鸡的试验上，结果表明喝过加了氯的蒸馏水的鸡，95%在几个月内就出现了动脉硬化。

动脉硬化、心力衰竭与牙菌斑形成所带来的一系列问题，确实是一系列生化障碍的最后一步反映。Price指出要经过10~20年的时间，人体才会出现明显症状，从许多方面看，这使人联想到癌症要20~30年才显现。

氯是否也同癌症相联系呢？在氯化过程中，氯同天然有机物、腐殖质相结合形成潜在的致癌物三卤甲烷（THM's）。三卤甲烷总的包括诸如氯仿、溴仿、四氯化碳、二氯甲烷之类的致癌物。美国国家环保局(EPA)从理论上规定了饮用水中THM's总量限值，虽然法定允许最高量是100ppb，但1976年的一个研究显示，112个市政给水系统中有31个超过了这个限值[30]。

根据1975年的一些研究，在处理过的饮用水中含有的化学污染物超过了300种[52]，1984年则超过700种。EPA对129种对我们健康威胁最大的物质做了限量规定。目前EPA对饮用水中的34种污染物执行了国家标准。1990年7月他们提出新增加23种，并期望1992年条目能增加到85种[2]。

另一些报告表明实际情况要更糟糕。《自来水的麻烦》(Troubled Water on Tape)一书写道："自1974年以来，美国饮用水中已被发现的污染物就超过 2100 种，其中 190 种是已知或可疑在达到一定浓度时会对人体产生危害。总的来说，1974 年以来美国饮用水中已发现 97 种致癌物和可疑致癌物、82 种致突变物和可疑致突变物、28 种急性和慢性有毒污染物以及 23 种致肿瘤物，……剩下的 90%的有机物目前还未能确定。

在某个浓度，化合物能产生严重的毒性。饮用水中发现的或是单独呈现毒性，或是和其他化合物协同产生毒性……，总之，不断取得的科学证据继续证实饮用水中的有害物质和严重的公众健康问题之间有着联系，研究证实了摄入有毒物质和癌症死亡率升高的危险性之间存在着关系[16]。"

研究表明路易斯安那州的新奥尔良、纽约的 Eric 县、马里兰州的华盛顿县和俄亥俄州的俄亥俄县的饮用水中的 THM's 含量较高，这使癌症发病率较高[34][23][14][51]。

在美国氯继续作为饮用水的主要消毒剂，只能增加饮用水中的有机污染物。目前控制 THM's 的国家标准不足以保护人们免受其他各种各样的有机氯化副产物的危害，而这些副产物已被证实有致突变和毒性[16]。

生物化学家 Herbert Schwartz 博士认为："氯太危险了，它应该被禁止使用。将氯加入水中就象启动一个定时炸弹。癌症、心脏病、早衰，这些精神上和肉体上的伤害都是氯处理过的水造成的，它使我们在未老时就出现衰老的迹象，如动脉硬化。我相信，如果是现在氯第一次被提出用于饮用水处理，它就会被食品和药物管理委员会禁止[18]。"

许多市政当局正尝试用多种消毒剂取代氯或作为附加消毒剂，这是一种降低氯投加量的方法，但是，这些取代物如二氧化氯、氯化溴、氯胺等，也和氯一样危险，我们只是将一种有害化学物质取代另外一种。

另外，一些城市正开始使用曝气、活性炭过滤、紫外线和臭氧技术，作为化学消毒剂的安全替代物，但是这样的城市和喝经过这些方法处理过的水的人还很少。

氯化作用如何同心脏病和癌症联在一起呢？在《健康的心脏需要良好的滋养》一书中，Richard Passwater 博士写到："心脏病的起因与癌症的起因是相似的。"氯化作用正好能作为连接这两种病的关键因素，氯产生 THM's 和氯仿。这些强烈的化学污染物能引发我们体内产生过多的自由基，自由基会损害细胞。过多的自由基能够损坏动脉壁原本规则光滑的肌肉细胞，最后发生突变。随着纤维状斑块的不断形成，最终成为良性肿瘤[35]。不幸的是，这种肿瘤是与心脏病起因相关的。

如果你喝的水是经过氯化的，不要喝它。你可以买经高效过滤器处理过的、去除了 99% 的 THM's 的水或合适的瓶装矿泉水，仅这种简单的防护就可能使成千上万的人免患心脏病和癌症——美国这两个主要的死亡杀手。

动 物 实 验

目前为止所讨论的研究主要是建立于对人体的研究，这些研究的结果使我提出了如下观点：有一定硬度、溶解性固体相对较多、pH 值偏碱性的饮用水是健康的水。

由于人体研究的本性所致，实验设计只是为了证实、扩充水和健康的知识。许多动物像鼠、马、兔、鸽子、鸡都被用来做过研究。大部分实验所用的水都是人工硬化或人工脱盐软化的，且里面加入了潜在有害的成分。据我所知，不同含量的溶解性总固体或不同 pH 的影响并未做动物实验。

将喝了掺入某种有害物质像镉、铅、氯或氟的硬水的动物，与喝了掺入同一种有害物质的软水的动物作对比，通常发现：**喝硬水动物的组织中含有的有害物质要少于喝软水的动物**[6][36][19][32][27]！

Joseph Price 博士用鸡做了一系列实验。他在一组鸡喝的蒸馏水中加入氯，另一组鸡喝的水中未加氯，很短时间后，95%喝了加氯水的鸡就得了动脉硬化；然后，他对那一组未喝加氯水的鸡再做同样的实验，结果完全相同[37]。

EPA 的 Richard Bull 研究了氯化水对鸽子的影响，他的发现支持了 Price 的结论，并且进一步发现，鸽子喝了只含推荐饮用量 80%钙的氯化过的水，其血清中胆固醇含量要比喝未氯化过的水的鸽子高 50%。紧接着的实验又发现，当鸽子喝下含 100%推荐饮用钙量的水时，喝氯化过的水的那一组的胆固醇含量未见增高[1]，适当的含钙量使鸽子免受喝氯化过的水的有害影响。

硬水含钙量高，这也许能解释为什么喝硬水的人心脏病死亡率低于喝软水的人，完整的论述见《长寿需要健康的水》（《Healthy Water for a Longer Life》）一书。

动物实验生动鲜明地支持了从人体实验所得出的结论，也就是硬水比软水更健康，硬水抑制住了有害成分（比如铅、镉、氯、氟），因而降低了它们的吸收，或者硬水中的矿物质提供了阻止毒物发挥有害作用所需要的营养物。

脱　盐　水

脱盐水含很少矿物质或不含矿物质，这可通过蒸馏、反渗透、离子交换或这些方法的组合来实现。

对心脏病和癌症的研究表明，健康的水是有一定硬度，含适量 TDS 的水，因此脱盐水作为一种人工软化的水，不含钙、镁，溶解性总固体也很低，这不利于健康。

然而许多人出于自己的考虑仍旧饮用脱盐水，通常他们会这样想："我知道应该喝水，可是水被氯、化学物质和有毒金属污染，一点儿也不安全，所以我买了蒸馏器或反渗透装置，它们可以将水中所有物质去除，这样水就适于饮用了。"这些话听起来耳熟吗？

当我们这样想时，我们只看到了事物的一部分，而不是整体。我们只强调了水中有害成分，而不了解有益的成分。为了喝到健康的水，我们必须从两方面看问题：我们要大幅度减少或消除有害物质，但仍需保留水中有益的矿物质。大多数情况下，适当的过滤系统或合适的瓶装矿泉水能达到要求，而脱盐水却不能！

赞成喝脱盐水的人称水中无机矿物质（如钙、镁、二氧化硅等）不能被新陈代谢，因而会导致健康问题[7][5][22][50]，但这是不对的[44]！

事实上，饮用水中的矿物质要比食物中的更容易、更好地被人体吸收！矿物质新陈代谢理论权威、医药化学家 John Sorenson 博士指出："**饮用水中的矿物质能够很好地被人体吸收。**"他发现主要金属元素相对于非主要金属元素的新陈代谢受水中主要元素总量的很大影响，如果所需主要元素得到满足，就很少或没有非主要元素的吸收，它就会被排泄掉[46]。

举个例子来说，如果饮用水中含有较高的钙和镁而铅含量低，人体会选择主要元素（钙、镁），而将非主要元素（铅）排泄掉；但是如果钙、镁含量也低，细胞就会选择非主要元素铅，从而导致蛋白质或酶的机能障碍，如果发生这种情况，蛋白质或酶就可能变得有毒。

蒸馏器和反渗透装置能够生产出软化的、不含任何有益矿物质的脱盐水，这种软水中任何有害物质的作用会被放大，脱盐水中少量的有害物质就会比硬水中同等量的有害物质对我们的健康产生更有害、更消极的作用。

所以，由于完全不同的原因，喝被污染的水和脱盐水都会对我们的健康造成伤害。

瓶　装　水

瓶装水是一个很大的市场，是市场上增长最快的饮料，1989 年销售额达 20 亿美元。1/18 的美国家庭都购买瓶装水，加利福尼亚州的 1/3 家庭饮用瓶装水。佛罗里达、伊利诺伊、加利福尼亚、纽约和得克萨斯占了美国总销售额的 87%，而加利福尼亚就占了一半多。

然而瓶装水是健康的水吗？它可以信赖吗？你可自问：它是硬水吗？它含有较高的 TDS 吗？如果答案是"是"，那么你选择了一种健康的饮用水。由于瓶装水不存在管道腐蚀的问题，所以它的 pH 值就不如井水或市政给水那么重要了。

但是，许多瓶装水只是用蒸馏、反渗透、去离子或过滤等方法加工处理过的水。坦白地说，你可以自己制取瓶装水，这样还省钱。在美国，你可以购买到 700 多种品牌的瓶装水，其中大约 80% 是经过加工处理的[47]。实验室检测发现，一些瓶装水所含 THM's 比地表水和地下水还高。按道理说，瓶装水应该是完全没有污染物和化学污染物质，然而情况常常不是这样的。

如果你要买瓶装水，应向该公司索取一份全面的实验室分析报告。建议只买天然矿泉水，因为它最接近本书所提出的健康水的准则。

水 过 滤 器

其他的选择是选用水过滤系统，当然这种提议是假定生产出来的水符合健康水在硬度、TDS 和 pH 方面的要求。

在美国水过滤器也是一个大市场，一年有 10 亿美元的销售额，并在急速、跳跃地增长。今天的水生意就象 50 年代的石油生意一样兴旺。

使用水过滤器的一个问题是要知道它们是否真的有效，如果可能的话，试试评估一下水过滤器公司的实验报告，但这可能比较困难。

过滤器持续检测时间应该是它寿命的两倍。如果能正常生产 1000gal（1gal=3.785L，译者注）的水，那么检测就要持续到产水 2000gal，而不只是 100gal 或 10gal。研究表明，许多过滤器没有进行这样的检测或评定。当过滤器工作运行到其寿命的 75% 之后，它对水中有毒有害化学物质的去除能力就大大降低了。一旦你买了过滤器，一定要定期更换滤芯，不要等到堵塞了或水流减小了才更换滤芯。大部分的装置在不能有效去除化学物质时，它所生产出来的水的味道在相当一段时间内还可以。**实际使用时，大部分活性炭过滤器超过12个月后，不管有多少水流过，都不能减少水中的化学物质。一年更换一次滤芯是明确的忠告。**每天早晨最好先让水流走几分钟，使得管道内积累起来的有毒物质被冲走，然后再让水通过过滤器，生产出能饮用的水。

最近，有些州通过了严格的过滤器检测指导准则，以使消费者免受劣质产品的危害。有时，很有必要把你的水送到一个值得信赖的水质检测部门去化验，但是对于大部分喝市政自来水的人们来说，进一步的检验有时显得过分了些，也较昂贵，没有必要。

但是对于那些喝井水的人们来说，应该每年都让州政府认可的实验室做一下水质全分析，这是因为地下水随时有可能被污染。

水处理装置基本上可分为 4 类：颗粒活性炭过滤器、特殊混合介质（活性炭加其他介质）过滤器、反渗透和蒸馏装置。

蒸馏和反渗透会去除掉水中的必要矿物质（钙、镁），很可惜。颗粒活性炭过滤器是美国销售最广的装置，它足以消除水中的异味和氯，但是几乎不能有效去除水中全部的有毒有害化学物质和其他污染物，而特殊混合介质过滤器是专门设计用于处理较宽范围内的问题。在你购买一种过滤器之前，你要多看看，多比较一下每种产品的检测数据。

通常，饮用水的最主要问题是氯、有机化合物、THM's、和铅。最理想的过滤器就是能有效地减少这些主要的污染物，并保留水中对人体健康有益的象钙、镁等物质的装置。

皮肤的吸收

初步研究显示，饮用水中有害化学物质的摄入可能并不是最主要的途径，人们已研究了皮肤吸收和呼吸摄入的情况。

人们研究了有毒有害化学物质（如甲苯、乙苯、苯乙烯）在成年人和儿童的皮肤吸收与口腔吸入的吸收率的比较，这些吸收率可认为与在我们的饮用水中其他常见化学物质相似，其研究成果可见下表[9]：

平均的皮肤吸收与口腔吸入的比值

	皮肤吸收	暴露时间	口腔吸入	水的消耗量
成人洗澡	63%	15min	27%	2L
婴儿洗澡	40%	15min	60%	1L
儿童游泳	88%	1h	12%	1L
总的平均	64%		36%	

皮肤的吸收率是很惊人的，人们在游泳和盆浴时应尤其要注意!以上计算是基于手上皮肤的吸收率，而手上的皮肤与身体其他地方的皮肤相比，更能抵挡有害物质，后者要更敏感些，这意味着真正的吸收率会更高。

当我们洗澡或淋浴时，难道正经受着吸入有害化学物质的危险吗？现场试验研究表明，当用一种含三氯乙烯的水淋浴时，吸入这种化学物质的可能性远大于直接吞咽。事实上，一个人通过呼吸吸入的化学物质要比从口腔进入的要多6～80倍[3]。

只注意饮用水的质量是不够的。"现在你可以想象这样一种情况：整个身体担负的挥发性化学物质大致可以分为：1/3经淋浴时吸入，1/3 经口摄入，1/3 在洗涤或洗浴时吸入。实际上，这成倍或成三倍加大了我们接触水中有害化学物质的可能性[8]。"

理想状况是，一个人应该有一套完整的家庭水过滤系统，以去除洗澡水中的挥发性有机物。在大多数情况下，一套完整的家庭水过滤系统也解决了饮水问题。另一种选择是淋浴水过滤器用于洗澡，水龙头的过滤器用于饮用。

结　　论

饮用水（不管是瓶装水还是自来水）的质量对我们的健康至关重要，也可能是我们所有健康计划中被忽视但又是很重要的环节。

我们能够制取一种健康的水，用于饮用和洗澡。对于饮用水，应符合下列指标：硬度（理想的是 170mg/L 左右）、TDS（理想的是 300mg/L）和 pH（偏碱性，对于井水和市政给水在 pH 在 7.0 以上）。

此外，你可以评价一下你家完整的家庭水过滤系统，或者选择适宜的经过检验的饮用水过滤器和淋浴水过滤器。

把饮用水和洗澡水的处理结合起来，我们就能"喝"到健康的水，从而延长寿命，大大减轻我们每天从水中摄入过多常见有毒有害物质的负担。

参考文献*

1. Science News. Calcium, Chlorine and Heart Disease. August 13,1983:103.

2. U.S. Water News. EPA Seeking to Expand Number of Drinking Water Contaminants to 34. August,1990:8

3. Andelaman JB. Inhalation Exposure in the Home to Volatile Organic Contaminants of Drinking Water. Science of the Total Environment, 1985; 47:443-460

4. Armstrong BK, McCall MG, Campbell NA, Masarei JRL. Water Sodium and Blood Pressure in Rural School Children. Archives of Environmental Health. 1982; 37 (July/August): 236-245

5. Banik AE. The Choice is Clear. Raytown, MI: Acres USA,1975:

6. Borgman RF, Lightsey SF. Effects of Synthesized Hard Water and of Cadmium in the Drinking Water upon Lipid Metabolism and Cholelithiasis in Rabbits. Am. J. of Veterinary Research 1982; 43(August): 1432-1435.

7. Bragg PC, Bragg P. The Shocking Truth About Water: The Universal Fluid of Death. Santa Barbara, CA: Health Science, 1977:

8. Brown HS. Phone Conversation. July 16, 1986:

9. Brown HS, Bishop DR, Rowan CA. The Role of Skin Absorption as a Role of Exposure for Volatile Organic Compounds (VOCs) in Drinking Water. American J. of Public Heath 1984; 74(5): 479-484.

10. Burk D. Fluoridation: A Burning Controversy. Bestways, April, 1982:40-44.

11. Burk D. Personal Communication. May 13, 1983:

*为了方便进一步研究水与健康的关系，我们将参考文献全部列出（译者注）。

12. Burton AC, Cornhill F. Correlation of Cancer Death Rates with Altitude and with the Quality of Water Supply of 100 Largest Cities in the United States. J. Toxicology and Environmental Health 1977; 3:465-478.

13. Burton AC, Cornhill JF, Canham B. Protection From Cancer by "Silica" in the Water Supply of U S Cities. J. Environmental Pathology and Toxicology. 1980; 4:31-40.

14. Carlo Gl, Mettlin CJ. Cancer Incidence and Trihalomcthane Concentrations in a Public Water System. Am. J. Public Health. 1980,70(May): 523-525.

15. Comstock GW. Reviews and Commentary: Water Hardness and Cardiovascular Diseases. Am. J. Epidemology. 1979; 110(October): 375-400.

16. Conacher D. Troubled Water on Tape: Organic Chemicals in Public Drinking Water Systems and the Failure of Regulation. Wash., D.C.: Center for Study of Responsive Law, 1988:114

17. Conforti PM, Kanarek MS, Jackson LA, Cooper RC, Murchio JC. Asbestos in Drinking Water and Cancer in the San Francisco Bay Area: 1969-1974 Incidence. J. Chronic Diseases. 1981;34:211-224

18. Donsbach KW, Walker M. Drinking Water. Huntington Beach, CA: Int'l Institute of Natural Health Sciences, 1981.

19. Elinder C, Stenstrom T, Piscator M, Linnman L, Jonsson L. Water Hardness in Relation to Cadmium Accumulation and Microscopic Signs of Cardiovascular Diseases in Horses. Archives of Environmental Health 1980;35(March/April):81-84

20. Epstein SS, Zavon M. Is There a Threshold for Cancer? In: manners DX ed. Int'l Water Quality Symposium: Water, Its Effects on Life

Quality. Wash., D.C.: Water Quality Research Council, 1974:54-62.

21. Faust HS. Effects of Drinking Water and Total Sodium Intake on Blood Pressure. Am. J. Clinical Nutrition 1982; 35(June): 1459-1467.

22. Fry TC. The Great Water Controversy. Yorktown, TX: Life Science, N. D.:

23. Gottlieb MS, Carr JK, Morris DT. Cancer and Drinking Water in Louisiana: Colon and Rectum Int'l. J. Epidemology 1981; 10(June): 117-125.

24. Greathouse DG. Osborne RH. Preliminary Report on Nationwide Study of Drinking Water and Cardiovascular Diseases. J. Environmental Pathology and Toxicology. 1980; 3:65-76.

25. Hallenbeck WH, Brenniman GR, Anderson RJ. High Sodium in Drinking Water and Its Effect on Blood Pressure. Am. J. Epidemology 1981; 114:817-825.

26. Hoffman A, Valkenburg HA, Valkenburg GJ. Increased Blood Pressure in School Children Related to High Sodium. J. of Epidemology and Community Health 1980; 34(1980): 179-181.

27. Ingois RS, Craft TF. Analytical Notes-Hard vs. Soft-Water Effects on the Transfer of Metallic Ions from Intestine. J. Am. Water Works Assoc. 1976; 68(April): 209-210.

28. Jansson B. Seneca County, New York: An Area with Low Cancer Mortality Rates. Cancer 1981; 48:2542-2546.

29. Lee G. Reports Say 53 Million-Plus Drink Contaminated Water. month date, year: page.

30. Leoni V, Fabiiani L, Ticchinarelli L. Water Hardness and Cardiovascular Mortality Rate in Abruzzo, Italy. Archives of Environmental Health 1985; 40:274-278.

31. Maugh TH. New Study Links Chlorination and Cancer. Science 1983; 211(February 13): 694.

32. National Research Council. Drinking Water and Health. Vol. 1:477, Wash., D. C.: National Academic Press, 1977:

33. Neal JB, Neal M. Effect of Hard Water and $MgSO_4$ on Rabbit Atherosclerosis. Archives of Pathology 1962; 73(May): 58-61.

34. Ohanian EV, Cirolla DM. Sodium in Drinking Water as an Etiological Factor in Hypertension. 1983:28-36.

35. Page T, Harris RH, Epstein SS. Drinking Water and Cancer Mortality in Louisiana. Science 1976; 193:55-57.

36. Passwater R. Supernutrition for Healthy Hearts. NY: Jove, 1978:

37. Perry HM, Perry EF, Erlanger MW. Possible Influence of Heavy Metals in Cardiovascular Diseases: Introduction and Overview. J. Environmental Pathology and Toxicology. 1980; 3:195-203.

38. Price JM. Coronaries / Cholesterol / Chlorine. NY: Pyramid, 1969:

39. Puddu V, Signoretti P. Drinking Water and Cardiovascular Disease. Am. Heart J, 1980; 99(April): 539-540.

40. Robertson JS, Slattery JA, Parker V. Water Sodium, Hypertension and Mortality. Community Medicine 1979; 1:295-300.

41. Sauer HA. Relationship of Water to Risk of Dying. In: Manners DX ed. Int'l Water Quality Symposium: Water, Its Effects on Life Quality. Wash., D.C.: Water Quality Research Council, 1974; 76-79.

42. Schroeder HA. Relation between Mortality from Cardiovascular Disease and Treated Water Supplies. J. Am. Medical Assoc., 1960; (April 23): 98-104.

43. Selikoff IJ. Asbestos in Water. In: Manners DX ed. Int'l Water Quality Symposium: Water, Its Effects on Life Quality. Wash., D. C.: Water

Quality Research Council, 1974:

44. Shaper AG, Pocock SJ. Walker M, Wade CJ, Thomson AG. British Regional Heart Study: Cardiovascular Risk Factors in Middle-aged Men in 24 Towns. British Medical J. 1981; 283(July): 179-186.

45. Sharrett AR, Heyden S, Masironi R, Greathouse D, Shaper A, Hewitt D. Panel Discussion: The relationship of Hard Water and Soft Water in CVD and Health. J. Environmental Pathology and Toxicology. 1980; 4:113-141.

46. Sigurdson EE, Levy BS, McHugh R, Michienzi LJ, Pearson J. Cancer Morbidity Investigations: Lessons from the Duluth Study of Possible Effects of Asbestos in Drinking Water. Environmental Research 1981; 25:50-61.

47. Sorenson J. Personal Communication. November 3, 1983:

48. Studlick J, Bain R, Bottled Water: Expensive Ground Water. July. 1980:75-79.

49. Tuthill RW, Calabrese EJ. Elevated Sodium Levels in the Public Drinking Water as a Contributor to Elevated Blood Pressure Levels in the Community. Archives of Environmental Health 1979; 34(July/August): 197-203.

50. Waldbott GI, Burgstahler AW, McKinney HL. Fluoridation: The Great Dilemma. Lawrence, KS: Coronado Press, 1978:

51. Walker N. Water Can Undermine Your Health. Phoenix, AZ: Woodside, 1974:

52. Wilkins JR, Comstock GW. Source of Drinking Water at Home and Site-Specific Cancer Incidence in Washington County, Maryland. Am. J. Epidemiology. 1981; 114:178-190.

53. Wilkins JR, Reiches NA, Kruse CW. Organic Chemical Contaminants

in Drinking Water and Cancer. Am J. Epidemology 1979; 114:178-190.

54. Yiamouyiannis JA. Everything You Wanted to Know About Fluoridation-But Were Afraid to Ask: A Discovery Deposition. Monrovia, CA: National Health Federation, 1977:

55. Yiamouyiannis JA. Fluoride: The Aging Factor. Delaware, OH: Health Action Press, 1983:

56. Zeighame EA, Drinking Water Inorganics and Cardiovascular Diseases: A Case-Control Study among Wisconsin Farmers. In: Calabrese EJ, Tuthill RW, Condie L ed. Inorganics in Drinking Water and Cardiovascular Disease. Princeton, NJ:1985:

57. Batmanghelidj F. Your Body's Many Cries for Water. Falls Church, VA: Global Health Solutions, 1992:

国外对此书的评价

"真是一本优秀的书……你努力把所有信息汇总在一起，我认为这是一项有意义的工作。"

Linus Pauling 科学与医药学院
营养补充物实验室主任 Jeffrey Bland 博士

"你的书可能是这一领域最简洁、最权威的总结性著作。"

通用生态公司总裁 Robert T. Williams

"这是我所看到的这一领域最好的书……"

《维生素 C 系列》作者 W. Marshall Ringsdorf, Jr.,D.M.D.

"我很高兴拜读了《长寿需要健康的水》这本杰出的书，我认为它具有令人深思的、有教育价值的内容。"

水试验公司总裁 Gene Rosov

"这是一本适合普通老百姓阅读的论述水方面的最好的书。"

Ozark 水供应与分析实验室分析化学家 Warren Clough

"一本易读的最新的关于饮用水的大量文献与科学的摘要。"

《冠状动脉血栓症，胆固醇，氯》作者
Joseph M. Price 医学博士

"这的确是一本惊人的、具有教育价值的著作。"

高纯饮用水系统

"这是一本集研究成果和大量有关信息的书。它告诉我们一个期待已久的关于我们的饮用水对健康是如何不好的问题。事实上所有其他关于饮用水的书都阐述过这些主张，而福克斯博士做了这项杰出的工作，告诉我们饮用水与健康的关系。"

临床营养学家时事通讯

"总之，这是一本综合性的书，它明智地回答了水方面的问题，而消除了谣传……这是一本关心自己身体健康的人的必读之书。"

健康世界，June Peterson

关于这本小册子

　　这本小册子是由水专家、营养学家马丁·福克斯博士所著，从中你可以知道：
- 水：也许是你健康长寿所忽视的要素
- 怎样饮水才能帮助预防心脏病
- 饮水中什么矿物质有助于预防癌症
- 氯化消毒为什么是不安全的
- 为什么蒸馏水是不健康的
- 活性炭过滤器与瓶装水
- 和更多……